BEI GRIN MACHT SICH IHR WISSEN BEZAHLT

- Wir veröffentlichen Ihre Hausarbeit, Bachelor- und Masterarbeit

- Ihr eigenes eBook und Buch - weltweit in allen wichtigen Shops

- Verdienen Sie an jedem Verkauf

Jetzt bei www.GRIN.com hochladen und kostenlos publizieren

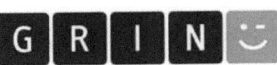

Dagmar Härle

**Posttraumatische Belastungsstörung bei Helfern.
Traumareaktivierung und Sekundärtraumatisierung**

GRIN Verlag

Bibliografische Information der Deutschen Nationalbibliothek:

Die Deutsche Bibliothek verzeichnet diese Publikation in der Deutschen Nationalbibliografie; detaillierte bibliografische Daten sind im Internet über http://dnb.d-nb.de/ abrufbar.

Dieses Werk sowie alle darin enthaltenen einzelnen Beiträge und Abbildungen sind urheberrechtlich geschützt. Jede Verwertung, die nicht ausdrücklich vom Urheberrechtsschutz zugelassen ist, bedarf der vorherigen Zustimmung des Verlages. Das gilt insbesondere für Vervielfältigungen, Bearbeitungen, Übersetzungen, Mikroverfilmungen, Auswertungen durch Datenbanken und für die Einspeicherung und Verarbeitung in elektronische Systeme. Alle Rechte, auch die des auszugsweisen Nachdrucks, der fotomechanischen Wiedergabe (einschließlich Mikrokopie) sowie der Auswertung durch Datenbanken oder ähnliche Einrichtungen, vorbehalten.

Impressum:

Copyright © 2012 GRIN Verlag GmbH
Druck und Bindung: Books on Demand GmbH, Norderstedt Germany
ISBN: 978-3-656-37520-3

Dieses Buch bei GRIN:

http://www.grin.com/de/e-book/209767/posttraumatische-belastungsstoerung-bei-helfern-traumareaktivierung-und

GRIN - Your knowledge has value

Der GRIN Verlag publiziert seit 1998 wissenschaftliche Arbeiten von Studenten, Hochschullehrern und anderen Akademikern als eBook und gedrucktes Buch. Die Verlagswebsite www.grin.com ist die ideale Plattform zur Veröffentlichung von Hausarbeiten, Abschlussarbeiten, wissenschaftlichen Aufsätzen, Dissertationen und Fachbüchern.

Besuchen Sie uns im Internet:

http://www.grin.com/

http://www.facebook.com/grincom

http://www.twitter.com/grin_com

Universität Zürich

Advanced Studies in Psychotraumatology

Traumareaktivierung oder Sekundärtraumatisierung?

Masterarbeit zur Erlangung des
„Master of Advanced Studies in Psychotraumatology"
der Medizinischen Fakultät der Universität Zürich

Studiengang 2010-2012

vorgelegt von
Dagmar Härle

Datum der Abgabe: 5. Juni 2012

Inhaltsverzeichnis

1 Abstract	**4**
2 Einleitung	**5**
3 Traumareaktivierung	**6**
3.1 Begriffsklärung	6
3.2 Mögliche Auslöser	7
3.3 Vulnerabilität und Remission	9
3.4 Erklärung für Reaktivierung	9
3.5 Zusammenfassung	10
4 Sekundärtraumatisierung	**10**
4.1 Begriffsklärung	10
4.2 Empirische Grundlagen	11
4.3 Einflussfaktoren	12
4.4 Mögliche Ursachen	13
4.4.1 Vermeidung der Exposition	13
4.4.2 Eigenes Trauma	13
4.4.3 Persönlichkeit	15
4.5 Wie kommt es zur Sekundärtraumatisierung?	15
4.6 Zusammenfassung	15
5 Hypothesen	**16**
6 Falldarstellung	**16**
6.1 Lebensgeschichtliche Aspekte	16
6.2 Coachingauftrag	17
6.3 Diagnose	18
6.4 Bisherige Behandlung und Ressourcen	18
6.5 Therapieindikation und Begründung	19
6.6 Therapeutische Beziehungsgestaltung und Therapieziele	19

6.7 Sitzungen	**19**
6.7.1 Erste Sitzung	19
6.7.2 Zweite Sitzung	20
6.7.3 Dritte Sitzung	20
6.7.4 Vierte Sitzung	19
6.7.5 Fünfte Sitzung	20
6.7.6 Sechste Sitzung	21
6.8 Ergebnisse	**20**
7 Diskussion	**21**
8 Resumée	**25**
9 Literaturangaben	**27**

1 Abstract

Zahlreiche Studien konstatieren, dass die Gefahr durch die Arbeit mit traumatisierten Menschen selbst geschädigt zu werden, scheinbar gross ist: In diesem Zusammenhang werden oft Burnout und Sekundärtraumatisierung genannt. Als Risikofaktor gilt neben beruflichen und privaten Belastungen sowie mangelnder fachliche Qualifikation eine eigene Traumahistorie.

Ebenfalls erforscht wurde die Traumareaktivierung bei der die Forschung sich einig ist, dass auch Jahrzehnte nach einer Traumatisierung Trigger eine (latente) PTSD provozieren können. Als Auslöser gelten sowohl traumaspezifische – also in Bezug zu den initialen Traumata stehende – als auch unspezifische Stressoren, die normalerweise keine Auswirkung hätten.

Die vorliegende Arbeit untersucht den Zusammenhang zwischen Sekundärtraumatisierung und Traumareaktivierung, um zu prüfen, unter welchen Umständen eine Sekundärtraumatisierung ohne initiales Trauma vorkommt und ob bzw. wie die beiden Phänomene diagnostisch bei Menschen, die mit traumatisierten Personen arbeiten, zu unterscheiden sind.

> **Traumareaktivierung** bezeichnet eine durch erneute Erinnerung an ein Trauma hervorgerufene Symptombelastung.
> **Sekundärtraumatisierung** signifiziert eine Traumatisierung die aufgrund des Miterlebens eines traumatischen Ereignisses eines signifikant anderen auftritt.

Nach dem Studium der Literatur und der praktischen Arbeit mit einer Betroffenen, komme ich zu folgenden Schlussfolgerungen:

In Bezug auf Sekundärtraumatisierungen gilt ein initiales Trauma als Risikofaktor. Dabei ist bislang wenig in Betracht gezogen worden, dass beim Vorliegen eines initialen Traumas mit nachfolgender PTSD und einer Phase der Remission allein anhand der Symptomlage nicht bestimmt werden kann, ob es sich um eine Sekundärtraumatisierung oder um eine Traumareaktivierung handelt. Wahrscheinlicher scheint Letzteres zu sein.

Erst nach sorgfältiger Anamnese, die das komplexe Zusammenspiel aus Arbeitssituation, Geschichte des Betroffenen, privaten Belastungen etc. berücksichtigt, lässt sich beurteilen, welche Ursachen der Symptomatik zugrunde liegen, ob die Diagnose PTSD korrekt ist und ob es sich um eine PTSD nach einer Traumatisierung oder aufgrund einer Sekundärtraumatisierung handelt.

Ob und unter welchen Umständen schwer erträgliche Traumberichte beim behandelnden Therapeuten die Ausbildung eines Furchtnetzwerks auszulösen imstande sind, muss durch weitere Studien geklärt werden. Wird nachweislich unter diesen Bedingungen kein Furchtnetzwerk gebildet, müsste die Bezeichnung „Sekundärtrauma" überdacht werden.

2 Einleitung

Ein Helfer klagt über verschiedenste Stresssymptome wie Schlafprobleme, Stimmungsschwankungen, Unkonzentriertheit und Erschöpfung. Er berichtet von einer steigenden Anzahl schwieriger Beratungsgespräche mit traumatisierten Menschen, von seiner zunehmend hohen Arbeitsbelastung und von geringer Wertschätzung seitens seines Vorgesetzten. Für den jungen Mann steht fest: Aufgrund der hohen Arbeitsbelastung hat er ein Burnout, die schrecklichen Traumaberichte führten zu einer Sekundärtraumatisierung.

Sowohl Sekundärtraumatisierung, Traumareaktivierung wie auch Burnout sind in der Literatur ausführlich beschrieben und seit Jahren erforscht, sodass Aussagen über Häufigkeit, Symptomatik, Risikofaktoren, bedingt auch Differenzierung getroffen werden können. Es existieren Diagnoseinstrumente, die diese Abgrenzung erleichtern sollen. Vorherige Traumata gelten als Risikofaktor für Sekundärtraumatisierung und für Burnout. Unklar bleibt, wie eine Sekundärtraumatisierung von einer Traumareaktivierung unterschieden werden kann, da die Art der PTSD-Symptomatik darüber keinen Aufschluss gibt.

Eine klare Unterscheidung zwischen Sekundärtraumatisierung und Traumareaktivierung ist für Prävention und Behandlung von Menschen, die mit traumatisierten Personen arbeiten, bedeutsam. Liegt eine eigene Traumahistorie beim Beratenden vor, die die Gefahr einer PTSD-Symptomatik unter Stress erhöht, kann zum persönlichen Schutz eine Eigentherapie erforderlich sein. Für die Supervision von überforderten Helfern bedeutet dies, dass der Fokus nicht nur auf die Patientenfälle sondern auch auf die persönliche Betroffenheit des Helfers gelegt werden muss, damit eine Gefährdung des Beratenden rechtzeitig erkannt werden kann.

Bezogen auf den jungen Mann stellen sich folgende Fragen zu Therapiebeginn: Sind seine Schlussfolgerungen korrekt? Bringt er eine eigene Traumageschichte mit, die als Trigger in den Gesprächen mit seinen Klienten fungieren kann?

> Einen Trigger versteht man als Reiz, der eine konditionierte Reaktion auslöst.

Mit der vorliegenden Arbeit möchte ich folgende Fragestellungen beantworten: Ist es korrekt, ein initiales Trauma als Risikofaktor für Sekundärtraumatisierung anzunehmen? Oder ist davon auszugehen, dass ein persönlich erlebtes Trauma, welches zeitweilig eine PTSD-Symptomatik nach sich gezogen hat, jederzeit aufgrund verschiedenster Trigger reaktiviert werden kann sodass in diesem Fall nicht von einer Sekundärtraumatisierung zu sprechen ist? Kann man aufgrund von Ursachen, Einflussfaktoren und/oder der Symptomatik eine präzise Differenzierung von Sekundärtraumatisierung und Traumareaktivierung vornehmen? Ich lege meinen Schwerpunkt auf Sekundärtraumatisierung und Traumareaktivierung, gehe dort, wo es zum Verständnis notwendig, ist auf Burnout und PTSD mit verzögertem Beginn kurz ein.

3 Traumareaktivierung

3.1 Begriffsklärung

Maercker versteht unter Retraumatisierung eine durch erneute Erinnerung an ein Trauma hervorgerufene Symptombelastung (2009, S. 16). Das heisst, die betroffene Person hat nach einem in der Vergangenheit erlebten Trauma das Vollbild einer PTSD entwickelt, so dass sich die Intrusionen auf das Ursprungstrauma beziehen. (Schock, Rosner, Wenk-Ansohn & Knaevelsrud, 2010). Eine weniger gewichtige Symptombelastung, die kurzfristig zu einem Symptomanstieg führt, aber im Gegensatz zur Retraumatisierung vom Betroffenen selbst bewältigt werden kann, bezeichnen Maercker und Rosner als Traumareaktualisierung. Reaktualisierung und Reaktivierung finden in der Literatur synonym Verwendung (2006, S. 3-17). Von einer PTSD mit verzögertem Beginn wird gesprochen, wenn sich die Symptomatik mindestens 6 Monate nach dem belastenden Ereignis zeigt (Schock et. al., 2010).

Schock et. al. (2010) haben in einem Schaubild die Zusammenhänge zwischen Flashback, Traumareaktivierung, Retraumatisierung und PTSD mit verzögertem Beginn in Bezug auf die Intensität und Dauer des Symptomanstiegs bei Betroffenen mit einer PTSD dargestellt. Es zeigt, dass sie Flashback, Reaktivierung und Retraumatisierung nur durch die Intensität und Dauer unterscheiden und sie dieselben Auslösefaktoren wie ein erneutes Trauma oder traumabezogene Trigger zugrunde legen. Wie auch Maercker bewerten sie die Traumareaktivierung als weniger schwerwiegend im Vergleich zur Retraumatisierung.

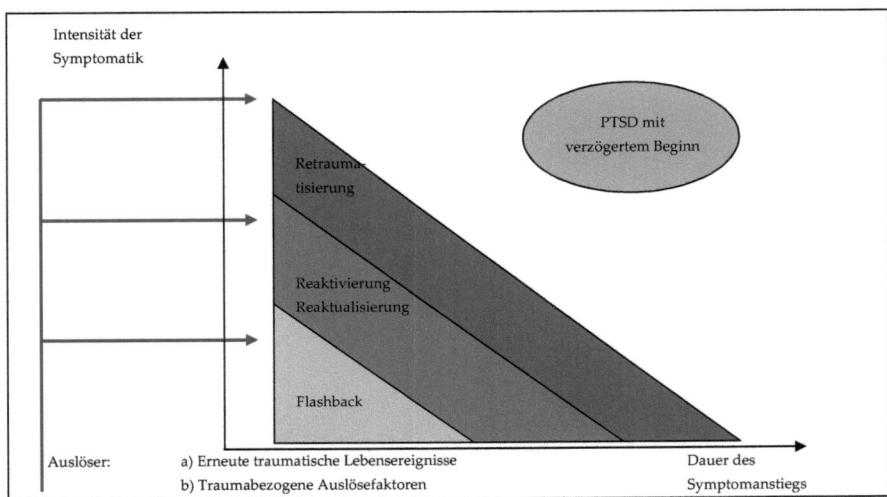

Abb. 1: Differenzierung assoziierter Konstrukte nach Intensität und Dauer des Symptomanstiegs bei Betroffenen mit einer PTSD (Schock et. al., 2010)©.

Boe, Holgersen und Holen (2010) untersuchten männliche Überlebende von Naturkatastrophen. Die Forschergruppe kam zu folgendem Ergebnis:
58,3 % der Überlebenden waren resilient, 14,6 % zeigten vorübergehende Symptome, 8,3 % entwickelten eine chronische PTSD und bei 18,8 % kam es zu einer Traumareaktivierung (8,3 % subsyndromale PTSD, 10,4 % voll ausgeprägte PTSD).

Die beiden letztgenannten Gruppen zeigten auf das Indextrauma bezogene Flashbacks und Vermeidungssymptome. Die Auslöser reichten von minimalen, unspezifischen Triggern bis zu einem erneuten Trauma. (Boe, Holgerson & Holen, 2010). Hinsichtlich der Symptomstärke zeichnen Boe et. al. (2010) ein anderes Bild als Maercker und Schock et. al. Die 10,4 % der Überlebenden, die eine voll ausgeprägte PTSD erlitten, widersprechen der Einschätzung, dass eine Traumareaktivierung keine schwerwiegenden Symptome zeitigt.

Es stellt sich in diesem Zusammenhang die Frage, ob eine Traumareaktivierung auch nach lange zurückliegenden Traumata möglich ist oder ob man von einem Vergessen oder eine Löschung sprechen kann. Zahlreiche Studien zum Thema „Traumareaktivierung im Alter", zeigen, dass eine Traumareaktivierung auch noch viele Jahre nach dem Ursprungstrauma auftreten kann. Als Hypothese gilt, dass das drohende Ausgeliefertsein zu einer Traumareaktivierung führen kann (Heuft, 1999), (Heuft, 2006, S. 235-250), (S. Tagay, T. Gunzelmann & E. Brähler, 2009), (Maercker, 2009, S. 427-439).

3.2 Mögliche Auslöser

Hiskey, Luckie, Davies und Brewin (2007) untersuchten eine Gruppe älterer Menschen, deren traumatisches Lebensereignis mehr als 30 Jahre zurücklag und deren symptomfreie Zeit im Durchschnitt 51,75 Monate betrug. Häufig stellten sich Erinnerungen spontan, ohne markante Auslöseimpulse, ein. Heuft (1999) wie auch Rüegg (2009) bestätigen, dass unverarbeitete Traumata noch nach Jahrzehnten reaktiviert werden können. Die Studie von Hiskey et. al. (2007) deckt sich mit den Ergebnissen von Boe et. al. (2010): beide weisen darauf hin, dass auch unspezifische Stressoren als Auslöser gelten. Ein neues Trauma, Trigger des Ursprungstraumas sowie wenig stressige Urheber, die normalerweise keinen Einfluss hätten, können eine Reaktivierung bewirken. Daraus kann man den Schluss ziehen, dass es weder identifizierbare Auslöserimpulse noch traumaspezifische Trigger braucht, um eine traumatische Erfahrung zu reaktivieren. Sich verändernde Lebensumstände wie Austritt aus dem Erwerbsleben, Krankheiten oder andere Unsicherheiten im Leben können eine Reaktivierung verursachen. Diese Aussage bestätigt eine Arbeit von op den Velde, Hovens, Bramsen, McFarlane, Aarts, Falger, de Groen & van Dujin (2000), welche die Aufzählung der möglichen Auslösefaktoren noch um von Medien hervorgerufene Konfrontationen mit eigenen Traumaerleben erweitern.

Nachshoni & Singer (2006) untersuchten, ob bereits die Einberufung eines Familienmitglieds in die Armee eine Traumareaktivierung hervorrufen kann. Die Studie wurde in Israel durchgeführt, wo laufend Erinnerungen an den Krieg auf die Menschen einströmen. Sie

fanden heraus, wie schon op den Velde et. al. (2000) und später Boe et. al. (2010), dass auch Trigger wie z. B. die Einberufung eines Familienmitglieds, eine Reaktivierung auslösen kann.

Schock et al. (2010) fassten verschiedene Studien zur Reaktivierung von Traumata zusammen. Die Ergebnisse der Metastudie geben Hinweise darauf, dass eine Traumareaktivierung und damit vor allem einer Reaktivierung der auf das Ursprungstrauma bezogenen Intrusionen umso wahrscheinlicher ist, wenn sich die Ereignisse ähneln. Boe et. al. (2010) kommen zu einem ähnlichen Ergebnis: Auslöserereignisse spiegeln zwar häufig die Aspekte des originären Traumas wider, die gleiche Wirkung können jedoch unspezifische Belastungssituationen haben.

Daraus kann man ableiten: Erleidet ein Mensch, der mit traumatisierten Personen arbeitet eine PTSD, muss diese Symptomatik nicht zwingend mit den Therapieinhalten zusammenhängen. Unverarbeitete Traumata des Therapeuten können ebenso wie berufliche und persönliche Schwierigkeiten die Wahrscheinlichkeit einer Traumareaktivierung erhöhen. Eine weitere Schlussfolgerung ist, dass eine ähnliche Traumageschichte eines Patienten eine Traumareaktivierung gegebenenfalls erhöht, aber mitnichten eine unabdingbare Voraussetzung darstellt.

Laut Schock et. al. (2010) sprechen einige Studien dafür, dass ein erneutes Trauma zwar auf das Ursprungstrauma bezogene Intrusionen evozieren kann, wird jedoch nicht erfasst, ob nach einem initialen Trauma eine PTSD-Symptomatik vorliegt, lässt sich nicht eindeutig klären, ob das erneute Trauma der alleinige Auslöser für die aktuelle Symptomatik war, was eine klare Diagnose einer „PTSD nach Traumareaktivierung" erschwert. Aber nicht nur die Art der Stimuli, auch das Vorhandensein einer PTSD nach dem initialen Trauma, scheint ein wichtiges Kriterium zu sein.

Bezieht man diese Erkenntnisse auf die Reaktivierung von Traumata durch Traumaberichte von Klienten, steigt vermutlich das Risiko, wenn der Zuhörende nach einem initialen Trauma eine PTSD erlitten hat. Hat der Helfer eine traumatisierende Situation ohne dauerhafte PTSD-Symptome überwunden, scheint die Gefahr einer Reaktivierung gering. Allein die Frage nach der Traumahistorie gibt demzufolge keinen Aufschluss darüber, ob eine Reaktivierung vorliegt, es muss untersucht werden, ob PTSD-Symptome vorhanden waren. Die Tatsache, dass frühkindliche Traumata ebenso wenig wie deren Symptomatik erinnert werden können, erschwert eine eindeutige Antwort. Peichl (2005) bestätigt diese Überlegung in seinem Artikel. Er postuliert, dass schmerzhafte oder emotionale Erfahrungen eine unbewusste Gedächtnisspur in der Amygdala und im limbischen System hinterlassen und sich frühkindliche seelische Traumata latent als emotionale Erinnerungsspuren tief eingraben. Ein Trigger kann die im emotionalen Gedächtnis abgespeicherte, konditionierte Angstreaktion jäh auslösen

3.3 Vulnerabilität und Remission

Eine präzise Definition einer Traumareaktivierung erfordert also frühere PTSD-Episoden sowie eine Zeit unterschwelliger Symptome und normalen Funktionierens des Betroffenen vor einem erneuten Auftreten der PTSD-Symptomatik, wie sie auch bei PTSD mit verzögertem Beginn beobachtet werden kann. Daher ist von einer erhöhten Vulnerabilität der Betroffenen auszugehen (Boe et. al., 2010).

Auch die Ergebnisse der Metastudie von Schock et. al. (2010) sprechen deutlich für eine Vulnerabilitätshypothese, das heisst ein bereits traumatisierter Mensch ist anfällig bei der Einwirkung weiterer Stressoren oder Traumata eine PTSD zu entwickeln (Schock et. al., 2010). Die Studie von Boe et. al. (2010) impliziert, dass bei einigen der Überlebenden, eine gesteigerte Verletzlichkeit zurückbleibt, was die Gefahr nachfolgender pathologischer Reaktionen erhöht. Bestätigung finden diese Erkenntnisse durch die Arbeit von Neuner, Schauer, Karunakara, Klaschik, Robert & Elbert (2004), die zeigen konnten, dass PTSD gehäuft bei Menschen auftritt, die mehrere traumatische Erlebnisse durchlitten haben.

Infrage steht, ob man nach dem Abklingen der Symptome von einer symptomfreien Zeit ausgehen kann oder ob nach dem Trauma meist unterschwellige Symptome vorhanden sind. Eine Langzeituntersuchung mit Kindern, die die Buffalo Creek Flut überlebten, konnte zeigen, dass eine intensivere Befragung die weniger offensichtlichen Folgen von Trauma wie Taubheit und Vermeidung von traumabezogenen Triggern häufig vorkommen. Diese weniger augenfälligen Symptome sind leicht zu übersehen, da sie die Möglichkeit, voll zu funktionieren und sich in die Gesellschaft als Erwachsener einzubringen, kaum schmälern (Morrison & McIdluff, 2007).

Bestätigung findet die These, dass häufig wenig auffällige Symptome nach einer Traumatisierung vorhanden sind durch eine Metaanalyse von Andrews, Brewin, Philpott und Stewart (2007). Sie untersuchten 10 Fallstudien und 19 Gruppenstudien und kamen zu dem Ergebnis, dass „delayed onset" von PTSD ohne jegliche vorhergehende Symptomatik sehr selten vorkommt, wohingegen die Prozentzahlen der Fälle mit „delayed onset", die eine Verschlimmerung und Reaktivierung von vorhergehenden Symptomen aufwiesen, bei 38,2 % bei Militärs bzw. 15,3 % bei Zivilisten betrugen.

3.4 Erklärung für Reaktivierung

Eine Erklärung für Reaktivierung und Retraumatisierung liefert das Furchtstrukturmodell: Ein initiales Trauma bildet nur dann ein Furchtnetzwerk, wenn die Erlebnisse hohe Erregung hervorrufen oder unter extremer Belastung erfolgen. Ein derartiges Furchtnetzwerk liegt PTSD-Symptomatik zugrunde und bedingt eine sehr enge Verknüpfung der einzelnen Elemente (z. B. sensorische, visuelle, physiologische, kognitive) untereinander. Sobald eine Repräsentation aktiviert wird, zünden, wie in einem Dominoeffekt, alle anderen Elemente. (Schauer, Elbert & Neuner, 2007). Somit wird verständlich, dass nach einem initialen Trauma und einer Phase der Remission das Furchtnetzwerk dieses Traumas jederzeit wieder aktiviert

werden kann. Im Moment einer erneuten Konfrontation führt die Aktivierung zu einem (starken) Angsterleben des Betroffenen, was je nach Art und Intensität dieser Konfrontation, eine Aktivierung der Furchtstruktur zur Folge hat (Schock et. al 2010).

3.5 Zusammenfassung

Um eine Traumareaktivierung zu erleiden, muss ein initiales Trauma, verbunden mit Angst, Hilflosigkeit und Entsetzen, vorliegen, in dessen Folge eine PTSD-Symptomatik auftritt. Die exakte Definition setzt ausserdem eine Zeit normalen Funktionierens des Betroffenen vor einer erneuten Aktivierung der Symptome voraus. Die Symptome können in dieser Zeit subsyndromal vorhanden sein eine völlig symptomfreie Zeit ist eher unwahrscheinlich. Treten nach einer Reaktivierung PTSD-Symptome auf, können diese sich wieder, wie auch nach einer Traumatisierung, vollständig zurückbilden oder zu einer andauernden PTSD führen. Die Trigger können unspezifisch sein, müssen also nicht in Zusammenhang mit dem Trauma stehen, ähnliche Ereignisse machen jedoch eine Reaktivierung wahrscheinlicher. Auch leicht zu übersehende Stressoren, die normalerweise keine Auswirkung hätten, können eine Symptomatik auslösen.

4 Sekundärtraumatisierung

4.1 Begriffsklärung

Im DSM IV (Sass, Wittgen, Haudig & Houben, 2003, S. 487) ist im Gegensatz zu DSM-III die Wechselbeziehung der am Geschehen Beteiligten mit einbezogen, das heisst das Miterleben eines traumatischen Ereignisses eines nahestehenden Menschen kann zu PTSD führen. Dies umfasst auch die Reaktion der Helfer, die auf einen Traumabericht mit starker Angst, Hilflosigkeit und Entsetzen reagieren, die möglicherweise Ursache eines pathologischen Zustands sein kann (Hudnall Stamm, 2002, S. 28). Hudnall Stamm definiert wie Figley sekundären traumatischen Stress als „...die natürlichen, konsequenten Verhaltensweisen und Emotionen, die durch das WISSEN entstehen, dass ein signifikant anderer Mensch ein traumatisches Erlebnis hatte. Diese Art von Stress entwickelt sich, wenn man einem Leidenden helfen will oder hilft." (Hudnall Stamm, 2002, S. 47 ff.).

McCann und Pearlman haben 1990 den Begriff der „stellvertretenden Traumatisierung" geprägt und legen den Fokus auf die veränderten kognitiven Strukturen des Therapeuten.

Figley (1995) versteht unter sekundärem traumatischen Stress nicht nur das Trauma, das einem signifikant anderen zugestossen ist, sondern er bezieht die Zeugenschaft von Helfern in den Begriff ein und postuliert zudem, dass ein Therapeut durch empathisches Anhören eines Traumaberichts sekundär traumatisiert werden kann. Figley versteht

Sekundärtraumatisierung als „eine Art **Burnout**" und setzt den Begriff mit „**Compassion Fatigue**" gleich (Lemke, 2006, S. 58).

Hudnall Stamm hat Figley`s Idee der „Mitgefühlsermüdung" (Compassion Fatigue) aufgegriffen, mit dem sie „die negativen Aspekte der Arbeit des Helfens" bezeichnet, und stellt ihr die „Mitgefühlszufriedenheit" (Compassion Satisfaction), die „positiven Aspekte des Helfens", gegenüber (Hudnall Stamm, 2010, Seite 8).

In meiner Arbeit verwende ich die Begriffe Compassion Fatigue und Sekundärtraumatisierung entsprechend Hudnall Stamm.

4.2 Empirische Grundlagen

Das Risiko einer Sekundärtraumatisierung wird als hoch eingeschätzt: Pross zitiert in seinem Buch „Verletzte Helfer" eine Studie von Gurris, an der 100 Therapeuten aus 32 Behandlungseinrichtungen für Folteropfer teilnahmen, mit folgenden Ergebnissen: das Risiko für Sekundärtraumatisierung war mit 37 %, für Burnout mit 36 % hoch. Etwa die Hälfte der Therapeuten berichtete von Ohnmachtsgefühlen, Hilflosigkeit, Wut und Ärger, 30 % klagten über Reizbarkeit, Unruhe und Hypervigilanz, Resignation und Vermeidung. 17 % erwähnten Albträume, 18 % somatische Störungen und 23 % Risikoverhalten (Pross, 2009, 30 ff.). Daniels (2008) interviewte 21 Therapeuten und kommt zu einem ähnlichen Schluss: 29,1 % der Befragten sind als sekundär traumatisiert zu betrachten.

In einer systematischen Übersicht haben Jurisch, Kolassa und Elbert (2009) 21 Studien daraufhin untersucht, inwieweit wissenschaftliche Veröffentlichungen zu sekundärer Traumatisierung auf einer empirischen Grundlage beruhen.

Folgende Variable lagen den Studien zugrunde:
- Prozentualer Anteil traumatisierter Patienten an der allgemeinen Patientenzahl
- Stundenzahl pro Woche, die ein Therapeut mit traumatisierten Patienten arbeitet
- Grad, bis zu welchem ein Therapeut traumafokussiert arbeitet
- Dauer der Berufserfahrung als Traumatherapeut

Zehn Studien stellten einen signifikanten Zusammenhang zwischen Traumaexposition und PTSD-Symptomen fest, während sich elf Studien gegen die Annahme einer „Sekundärtraumatisierung" aussprachen. Entweder wurde kein signifikanter Zusammenhang gefunden oder es gab keinen bedeutsamen Unterschied zwischen Traumatherapeuten und allgemeinen Psychotherapeuten.

Die oben genannten Korrelationen zwischen Risikofaktoren und PTSD-Symptomen nach Sekundärtraumatisierung finden in der Mehrheit der empirischen Studien keine Bestätigung. Mangelnde Berufserfahrung ist dagegen ein von den meisten Studien belegter Risikofaktor. Diese Feststellung bestätigt eine Studie von Sprang & Clark (2007), die zeigt, dass

Therapeuten mit einer speziellen traumafokussierten Ausbildung von grösserer Mitgefühlszufriedenheit und damit Lebensqualität berichten als Therapeuten ohne Spezialausbildung.

Zum gleichen Ergebnis gelangt die Studie von Devilly, Wright, und Varker (2009). Sie befragten 152 Personen und kamen zu folgendem Nachweis: Entgegen der Theorie, zeigte das Anhören traumatischer Patientenberichte keine positive Korrelation bezogen auf sekundären traumatischen Stress, stellvertretende Traumatisierung oder Burnout.

4.3 Einflussfaktoren

In einem Diagramm setzt Hudnall Stamm die komplexen Einflussfaktoren auf die Helfenden anschaulich ins Verhältnis (Stamm, 2010, S. 10).

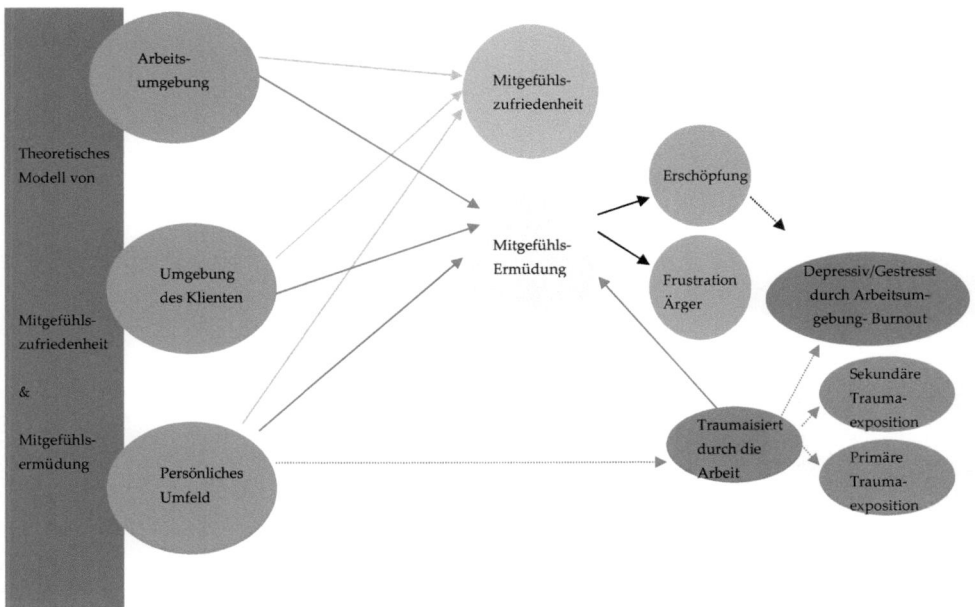

Abb. 2: Theoretisches Modell von Mitgefühlszufriedenheit und Mitgefühlsermüdung, (Hudnall Stamm, 2010)©.

Hudnall unterscheidet zwei Aspekte von Compassion Fatigue:

- Erschöpfung, Ärger und Frustration im Beruf
  –> Burnout
- Durch die Arbeit mit Patienten verursachtes Trauma
  –> Primär- oder Sekundärtraumatisierung.

Sie sieht Burnout ebenso wie Sekundärtraumatisierung als mögliche Risiken des Helfens, dessen Auswirkungen zusammen mit verschiedenen Umfeldfaktoren zu Compassion Fatigue führen können. Dabei bezieht sie das persönliche Umfeld des Therapeuten als Risikofaktor mit ein. Was genau unter dem persönlichen Umfeld verstanden wird, wird nicht explizit erläutert.

4.4 Mögliche Ursachen

Konkretere Aussagen hierzu finden sich in verschiedenen Studien, die die Ursachen für Sekundärtraumatisierung untersuchten. Hinterfragt wurden, um nur einige zu nennen, organisatorische Aspekte (Pross, 2009), Art der Patienten sowie Art der Traumata (Cunningham, 2003), eigenes Trauma (Baird, & Kracen, 2006).

Ich gehe hier nur auf die eigene Traumageschichte des Therapeuten, auf Persönlichkeitsfaktoren und auf die Vermeidung der Exposition als mögliche Ursachen ein, da diese eng mit dem Thema Traumareaktivierung verknüpft sind. Wie stark belastet ein Therapeut ist (Unklare Strukturen, Konflikte, Fallzahlen, Unsicherheit im Job, andere Aufgaben neben Beratung traumatisierter Menschen, Fluktuation der Patienten etc.) spielt eine nicht zu unterschätzende Rolle, die einzelnen Faktoren ausführlich in die Arbeit einzubeziehen würde den Rahmen jedoch sprengen.

4.4.1 Vermeidung der Exposition

Die Studie von Deighton, Burris und Traue (2007) über die Ursachen von Sekundärtraumatisierung kommt zu folgendem Ergebnis:
Nicht die Traumakonfrontation durch die Exposition scheint die Therapeuten zu beeinträchtigen, sondern der Grad ihrer Angstvermeidung. Therapeuten, die eine Exposition grundsätzlich ablehnen sowie solche, die die Traumata mit ihren Patienten durcharbeiten, weisen weniger Symptome auf als jene, welche zwar die Exposition befürworten, sie jedoch nur in geringem Masse anwenden.

Die Studie von Gurris (2005) bestätigt die Befunde, dass die Angst der Therapeuten vor der Traumaexposition mit daraus resultierender Vermeidung im deutlichen Zusammenhang mit Sekundärtraumatisierung und Burnout steht. Eine hohe Gefährdung zeigen laut Gurris vor allem die unglücklich erfolglosen Therapeuten, die das Durcharbeiten für sinnvoll und notwenig erachten, aber kaum über Erfolge berichten können. Diejenigen, die sich der

Exposition mit dem Patienten stellten, waren weniger gefährdet. Smith (2007) bestätigt in ihrer Studie die oben aufgeführten Resultate: Erfahrene Therapeuten zeigten keine Anzeichen von Sekundärtraumatisierung.

4.4.2 Eigenes Trauma

Laut Pross haben ca. 1/3 der Studienteilnehmer ein eigenes Trauma erlitten, was mit den Zahlen von Gurris (32 %) übereinstimmt (Pross, 2006). Jedoch nicht das Erleben eines Traumas sondern das Aufarbeiten scheint eine grosse Rolle bei der Vulnerabilität für Sekundärtraumatisierung zu spielen. Durchgearbeitete Traumata können genauso wie die Klientenarbeit als Kraftspender erlebt werden (Pross, 2009, S. 253). Den gleichen Nachweis führen Collins und Long in ihrer Studie (2003): Hat der Berater selbst traumatische und stressige Lebensereignisse erlebt, steigt das Risiko einer Sekundärtraumatisierung.

Jurisch et. al. (2009) ziehen aus ihrer Metaanalyse folgendes Fazit: Inwieweit eigene Traumata eine Rolle spielen, ist nicht eindeutig zu beantworten. Es gibt Hinweise, dass Therapeuten, die eigene Traumata verarbeitet hatten, vor einer Sekundärtraumatisierung geschützt sind, während solche mit nicht verarbeiteten Traumata ein höheres Risiko für Sekundärtraumatisierung aufweisen.

Kassam-Adams untersuchte die allgemeine berufliche und die psychische Belastung, Stress und Sekundärtraumatisierung von 100 Psychotherapeuten, die Klienten mit sexuellen Traumata behandelten (KassamAdams, 2002, S. 66 ff.). Eine genauere Untersuchung der Korrelation zwischen PTSD-Symptomen und der Art persönlicher Traumavorgeschichte zeigte, dass Kindheitstraumata offenbar am engsten mit der Entstehung von Sekundärtraumatisierung zusammenzuhängen. Möglicherweise beschwören Kindheitstraumata mit höherer Wahrscheinlichkeit als im Erwachsenenalter erlebte Traumata Persönlichkeitsdynamiken oder Verletzungen herauf, die Menschen anfällig für indirekte Traumatisierung machen.

An dieser Stelle stellt sich die Frage, ob man in diesen Fällen von einer Sekundärtraumatisierung ausgehen kann. Um zu belegen, dass PTSD-Symptome ausschliesslich sekundär ausgelöst wurden, müsste eine primäre Traumatisierung der an einer solchen Studie teilnehmenden Therapeuten ausgeschlossen werden können. Dieser Anspruch steht jedoch nicht im Einklang mit der Studie von Kassam-Adams, die Kindheitstraumata als Risikofaktoren für Sekundärtraumatisierung bezeichnet.

Doch ist die Forderung nach dem Ausschluss einer primären Traumatisierung nicht leicht zu erfüllen. Die Amygdala ist fast sofort nach der Geburt aktiv, was bedeutet, dass Kinder sehr früh fähig sind, Angst und Gefahr wahrzunehmen. Der Hippocampus, der notwendig ist, um die Gefahr in einen Kontext zu setzen, entwickelt sich erst im Laufe der ersten fünf Lebensjahre. Ein früher Missbrauch kann also nicht explizit erinnert werden bzw. die Natur der Bedrohung kann erst allmählich identifiziert werden. Unbestritten ist, dass früher Miss-

brauch und Vernachlässigung die Reifung des Hippocampus beeinflusst. Daher können Menschen mit einer solchen Vorgeschichte anfällig dafür sein, sensorischen Input als Gefahr oder Bedrohung wahrzunehmen (van der Kolk, 2003).

4.4.3 Persönlichkeit

Anton Hafkenscheid sieht in einer qualitativ/quantitativen Studie die Persönlichkeit des Therapeuten als Quelle für Sekundärtraumatisierung und weniger die destruktiven Inhalte und Dynamiken des Klienten. Das Fehlverhalten des Therapeuten liege darin, dass er es im Zuge von Überidentifikation und Konfluenz mit dem Klienten versäume, dem Gegenüber seine pathologischen Kommunikationsmuster, etwa unterwürfiges oder feindseliges Verhalten, zu spiegeln und zu korrigieren (Hafkenscheid, 2005).

Aus welchen Gründen ein Therapeut diese konfluente Haltung einnimmt, beantwortet die Studie von Hafkenscheid leider nicht. Ich vermute, aufgrund vorher zitierter Studien, dass dafür eine geringe Berufserfahrung wie auch nicht aufgearbeiteten Traumata ursächlich sein können und nicht minder einen Risikofaktor für Sekundärtraumatisierung darstellen.

4.5 Wie kommt es zur Sekundärtraumatisierung?

Daniels (2007) vertritt die Hypothese, dass die peritraumatische Verarbeitung - insbesondere die peritraumatische Dissoziation des Therapeuten - ein wichtiger Auslösefaktor sei. Demzufolge trage nicht das bewusst erlebte Bedürfnis des Therapeuten nach emotionaler Distanzierung, sondern das unwillkürliche Abdriften in eine Dissoziation zur Entstehung bei.

Sie erklärt dies folgendermassen: Das für diese Arbeit erforderliche hohe Mass an Empathiefähigkeit sei zugleich ein Risikofaktor. Empathie verleite im Sinne einer internen Simulation des emotionalen Zustands des Klienten den Therapeuten zu einer Übernahme der Symptomatik. Ein Ausfall der Selbst-Fremd-Differenzierung verhindere eine emotionale Distanzierung und führe zur Encodierung der Traumabeschreibung mit Selbstbezug. Über die daraus resultierenden sekundären Traumasymptome entscheide das Ausmass der erlebten Dissoziation. Diejenigen Therapeuten, die viel mit Traumaklienten arbeiten, seien, unterschwelligen, intermittierenden Amygdalastimulationen ausgesetzt mit der Folge eines überhöhten Erregungsniveaus und einer peritraumatischen Dissoziation. Diese These ist bislang wissenschaftlich nicht bestätigt.

4.6 Zusammenfassung

Eine präzise Definition für Sekundärtraumatisierung beinhaltet, dass bei Traumatherapeuten und Menschen, die sich mit den traumatischen Erinnerungen ihrer Klienten befassen, allein durch das Anhören der Berichte eine PTSD-Symptomatik zustande kommt. Um eine PTSD nach Sekundärtraumatisierung zu entwickeln müssen den Helfer Angst, Hilflosigkeit und Entsetzen aufgrund des Berichts überwältigen, damit die traumatischen Elemente des signifikant anderen bei ihm ein Furchtnetzwerk bilden können.

In der einschlägigen Literatur kommen als Ursachen für eine Sekundärtraumatisierung vor allem Vermeidung der Exposition, eine konfluente Haltung dem Patienten gegenüber aber auch eigene Traumata infrage, wobei Kindheitstraumata hier die grösste Gefahr darstellen.

Der letzte Punkt lässt sich mit meiner Auslegung des Begriffs nicht in Einklang bringen, da eine Traumareaktivierung in diesem Fall nicht auszuschliessen ist.

5 Hypothesen

Aufgrund meiner Literaturrecherche komme ich zu folgenden Hypothesen, die ich anhand eines Fallbeispiels in der Praxis überprüfen werde: Bei Vorliegen einer Traumahistorie, ist, allein auf Symptomebene, eine von einer Sekundärtraumatisierung hervorgerufenen PTSD nicht von einer durch Traumareaktivierung verursachten PTSD zu unterscheiden. Eine Differenzierung kann nur durch eine ausführliche Anamnese erfolgen.

6 Falldarstellung

6.1 Lebensgeschichtliche Aspekte

Die Patientin, Frau B., ist Mitte vierzig. Nach ihrer Rückkehr von einem einjährigen Einsatz in Asien bot ihr Arbeitgeber an, die Kosten für fünf Coachingsitzungen zu übernehmen. Aus diesem Grund suchte sie mich auf.

Frau B. wuchs in Deutschland als einziges Kind bei ihrer ledigen Mutter auf, die jedoch regen Kontakt mit dem Vater des Kindes pflegte. Die finanzielle Situation der Mutter war schwierig. Der Vater ist aufgrund seiner Alkoholerkrankung Hartz IV-Empfänger geworden. Während der Kindheit und Jugend fühlte sich die Patientin wegen der ärmlichen häuslichen Verhältnisse als Aussenseiterin. Kleidung wurde nur gebraucht im Second Hand gekauft und sie durfte nicht selbst auswählen. Solche Szenen waren jedes Mal tränenreich und entwürdigend. Frau B. schildert die Beziehung zwischen ihren Eltern als eine emotionale Abhängigkeit seitens der Mutter, die sich im ängstlichen Bemühen es dem Vater recht zu machen, äusserte. Da die Mutter wusste, dass der Vater gewalttätig werden konnte, blieb der Kontakt auf Besuche des Vaters beschränkt, jedoch schützte sie das Mädchen nicht, wenn er anwesend war. Der Vater bestand auf regelmässige Treffen. Schon als Kind versuchte die Patientin den Vater durch „unsichtbar werden" und „ihm alles Recht machen" zu besänftigen. Seine Besuche waren stets von Spannung, Verwirrung und Angst geprägt, zum einen weil er verbal und physisch gewalttätig werden konnte, zum anderen weil er unter Alkoholeinfluss Aussagen machte, die das Kind zwar als "nicht wahr" erkennen konnte, jedoch weder die

Mutter noch das Kind ansprechen durften. Auch spürte sie die Angst der Mutter und fühlte sich verantwortlich, die Situation unter Kontrolle zu halten.

Die Zeit der Adoleszenz war geprägt von Isolation, Minderwertigkeits- und Schuldgefühlen. Frau B. war eine exzellente Schülerin. Nach dem Abitur begann sie zu studieren und hatte erstmals Freunde. Sie erlebte eine Vergewaltigung auf einer Studienreise nach Rom, aus einem zweiten Vergewaltigungsversuch einige Jahre später im Urlaub konnte sie sich aus eigener Kraft befreien.

Nach dem Studium entschied sie sich, eine Arbeit in einem Schweizer Unternehmen anzunehmen und damit für einen einjährigen Auslandsaufenthalt. Dort begann sie eine heimliche, emotional sehr belastende Beziehung zu einem verheirateten Mann. Sie litt unter Arbeitsbelastung und Stress, fühlte sich angespannt, nervös, wurde grüblerisch und hoffnungslos und hatte permanent Schuldgefühle, weil sie nicht allem gerecht werden konnte. Ihr psychischer Zustand verschlechterte sich nach Gesprächen mit jungen Prostituierten, die häufig vergewaltigt worden waren und sehr viel Gewalt erlebten hatten.

6.2 Coachingauftrag

Klärung der beruflichen Situation, Ankommen in der Schweiz, Umgang mit Stress, Abgrenzung. Die Patientin litt unter Albträumen, Schlafschwierigkeiten, Nervosität, Konzentrationsschwierigkeiten, Grübeln, Schuldgefühlen, Schreckhaftigkeit. Anfänglich vermutete ich eine Sekundärtraumatisierung, da die Symptomatik infolge Gesprächen mit den vergewaltigten Frauen verstärkt auftrat und sie selbst eine Vergewaltigung und einen Vergewaltigungsversuch erlebt hatte. Nachdem ich jedoch im Laufe der folgenden Sitzungen mehr von ihrer gesamten Historie erfuhr (psychische Gewalt durch den Vater, Zeugin psychischer und physischer Gewalt vonseiten des Vater gegenüber der Mutter), konnte ich eine Traumareaktivierung nicht ausschliessen. Die Patientin war mit der Durchführung des CAPS einverstanden.

6.3 Diagnose

Tab. 1: Ergebnis des CAPS

Kriterium	Art der Bedrohung und der Gefühle		
A-1	Bedrohung der körperlichen Unversehrtheit		erfüllt
	Bedrohung der körperlichen Unversehrtheit der Mutter		erfüllt
A-2	Intensive Furcht- und Hilflosigkeit, Entsetzen		erfüllt
Kriterium	**Inhalt**	**Häufigkeit**	**Belastung**
B-1	Ungewollte Erinnerungen	3	3
B-2	Albträume	4	3
B-3	Flashbacks	-	-
B-4	Psychische Belastung bei Hinweisreizen	2	4
B-5	Physische Belastungen bei Hinweisreizen	2	4
C-1	Vermeiden von Gedanken / Gefühlen	3	2
C-2	Vermeiden von Aktivitäten, Orten oder Menschen:	3	3
C-4	Unfähigkeit, sich zu erinnern	2	4
C-5	Vermindertes Interesse	2	2
C-6	Entfremdung	3	2
C-7	Eingeschränkte Affekte	3	3
C-8	Eingeschränkte Zukunft	-	-
D-1	Schlafschwierigkeiten	4	4
D2	Reizbarkeit -	-	-
D-3	Konzentrationsschwierigkeiten	3	4
D-4	Hypervigilanz	3	3
D-5	Schreckreaktion	3	4
E	Dauer	> 3 Monate	
F	Leid	Aktuell 4	Leb. Zeit 3
	Schuldgefühle	Aktuell 4	Leb. Zeit 4

Ergebnis: Kriterien A-F erfüllt.

Nach der Befragung konnte ich eine komplexe, mittelschwere bis schwere PTSD aufgrund von Traumareaktivierung diagnostizieren. Ob bereits vor der akut belasteten Lebenssituation und den Gesprächen mit den jungen Frauen eine PTSD vorlag, kann ich weder ausschliessen noch bestätigen.

6.4 Bisherige Behandlung und Ressourcen

Die Patientin hat bisher keine Behandlung angestrebt.

Die Patientin verfügt über folgende Ressourcen:
- Neue Beziehung, seit sie wieder in der Schweiz ist
- Freundeskreis
- Erfolg bei ihrer Arbeit, Vorgesetzte
- Beziehung zur Mutter und den Grosseltern ist Ressource und Belastung

6.5 Therapieindikation und Begründung

Aufgrund komplexer PTSD nach Traumareaktivierung bzw. Verstärkung der Symptomatik infolge Gesprächen mit Prostituierten und belastender privater und beruflicher Situation ist eine Traumatherapie angezeigt. Die Symptome Hyperarousal, Vermeidung und Numbing sowie Schuldgefühle und Grübeln waren bereits seit Langem vorhanden, jedoch kann die Patientin die Häufigkeit und den Grad der Belastung nicht angeben.

Ich habe der Patientin NET vorgeschlagen, weil es sich um mehrfache komplexe traumatische Ereignisse in der Kindheit handelt und weitere Ereignisse in der Adoleszenz hinzukommen.

6.6 Therapeutische Beziehungsgestaltung und Therapieziele

Als Coach bin ich sowohl dem Arbeitgeber als auch der Klientin verpflichtet (Auftragsdreieck), was die Beziehungsgestaltung und meine Rolle zu Beginn der Beratung beeinflusst hat. Die Ziele des Arbeitgebers, gute Arbeitsleistung, Konzentrationsfähigkeit und Stresstoleranz, mussten mit den Zielen der Klientin abgeglichen werden, die vor allem das Loslösen von ihrem Partner als wichtigstes Ziel vor Augen hatte. Somit unterschieden sich die Ziele des primären Auftrags von den nachfolgenden Therapiezielen.

Im ersten Gespräch zeigten sich weitere Symptome, die auf eine PTSD hinwiesen. Somit musste meine Rolle und die Zielsetzungen der Beratung neu überdacht und definiert werden. Die Therapieziele lauteten: Symptomreduktion: Schlafstörungen, Hypervigilanz, Schreckhaftigkeit, Taubheit, Grübeln, Konzentrationsschwierigkeiten und Schreckreaktion. Weitere Ziele: Solides Selbstwertgefühl, Reduktion der Schuldgefühle.

Die "Umstellung" vom Coaching zur Therapie habe ich durch eine ausführliche Psychoedukation über die Symptome und die erweiterten Zielsetzungen eingeleitet und sie zum Thema der zweiten Sitzung gemacht, um den Therapieauftrag von der Patientin zu erhalten. Die Beziehungsgestaltung wurde vor allem für Frau B. einfacher, weil wir es nicht mehr mit einem Auftragsdreieck zu tun hatten.

6.7 Sitzungen

6.7.1 Erste Sitzung

Situationsanalyse und Coachingauftrag: Der Coachingauftrag der Vorgesetzten lautete, ein "Debriefing" durchzuführen, worunter sie die Verarbeitung der Stresssituationen während des Auslandseinsatzes und das Ankommen in der Schweiz verstand. Der Coachingauftrag der Klientin lautete, sie wolle zu innerer Ruhe zurückfinden erwarte Hilfe bei der Loslösung von dem vorigen Partner. Da anfänglich die schwierige Beziehung zu dem Expartner im Mittelpunkt stand und die Klientin viele Schwierigkeiten darauf zurückführte, konnte ich zunächst beide Aufträge akzeptieren. Im Verlauf des Gesprächs zeigten sich jedoch

Symptome, die ich mit einer PTSD in Verbindung brachte. Wir führten daraufhin ein Gespräch über den Auftrag und meine Rolle, da ich von der Firma keinen Therapieauftrag habe. Wir einigten uns, in der nächsten Sitzung den CAPS durchzuführen, so dass eine erneute Auftragsklärung stattfinden konnte.

6.7.2 Zweite Sitzung

CAPS: Der Test zeigte eine mittlere bis starke PTSD-Symptomatik und deckte eigene Traumaerfahrungen auf, so dass ich meine vorhergehende Einschätzung einer Sekundärtraumatisierung infrage stellte. Für die Klientin war die intensive Befragung einerseits irritierend, weil sie sich „nicht so wichtig nehmen wollte", andererseits aber auch aufschlussreich, da sie manche Beschwerden erstmals als Symptome betrachten konnte, die nicht ihr Schicksal waren und die sich ändern konnten. In der Supervision erhielt ich die Rückmeldung, dass es keine Sekundärtraumatisierung sondern eine Reaktivierung eigener Traumata sei.

6.7.3 Dritte Sitzung

Zweite Auftragsklärung: Ich besprach mit ihr meine Einschätzung, führte eine ausführliche Psychoedukation bezüglich Traumatisierung und PTSD durch, um ihr die Zusammenhänge zwischen ihren Symptomen, ihrer eigenen Geschichte, der Reaktivierung infolge der belastenden Gesamtsituation und der Gespräche mit den jungen Frauen zu verdeutlichen. Sie erklärte sich mit einer Traumatherapie einverstanden.

6.7.4 Vierte Sitzung

Das Auslegen der Steine und Blumen förderte bei Frau B. lange verloren geglaubte Erinnerungen und Details zu tage, so dass sie das Erzählen ihrer bisherigen Lebensgeschichte ebenso schmerzhaft wie wohltuend erlebte. Besonders beeindruckte sie nach Abschluss der Lifeline, dass darin anfänglich nur spärlich Blumen auftauchen, dafür umso mehr Steine. Erfreut zeigte sie sich, dass die Blumen sich in der jüngsten Vergangenheit häufen und sie ihr künftiges Lebens bereits vor Beginn der Expositionstherapie als positiv prognostizieren konnte.

6.7.5 Fünfte Sitzung

Wir starteten die Narration und erreichten einem ersten kleineren Stein, der einen "normalen" Besuch - ohne Gewalt - ihres Vaters symbolisierte. Sie schilderte einen dieser typischen Besuche als sie 3-4 Jahre alt war. Nach der Narration wurden ihr Zusammenhänge zwischen Gefühlen und Gedanken, die sie teilweise heute hegte, bewusst. Zum Beispiel bemerkte sie, dass sie laute Stimmen in Panik versetzen konnte.

6.7.6 Sechste Sitzung

Ich las die Narration vor, und Frau B. konnte dieser gut folgen. Eine wichtige Verbindung zwischen ihren Reaktionen und dem Therapieinhalt hatte sie zufällig auf einem Ausflug machen können: Ein Freund holte sie ab, und da sie sich verspätet hatte, wurde er laut, was sie augenblicklich in Panik versetzte. Diese Reaktion konnte sie nun einordnen und besser bewältigen.

Wir bewegten uns auf der Lifeline vorwärts Beim nächsten Stein handelte es sich um einen weiteren Besuch ihres Vaters, der mit Gewalt und damit mit sehr viel höherem Arousal begleitet war. Es fehlten Teile der Erzählung und sie war emotional sehr bewegt. Nach der Narration wurden ihr Parallelen zu ihrem jetzigen Leben und Verhalten deutlich, vor allem ihre übergrossen Verantwortungs- Scham- und Schuldgefühle. Schuld, dass sie die Mutter nicht schützen konnte, Scham für den Lärm und damit die Sorge, dass die Nachbarn etwas hören konnte und ein ihr wohlbekanntes Gefühl, etwas falsch gemacht zu haben.

6.8 Ergebnisse

Die Patientin machte Fortschritte, vor allem nachdem ich in einem Gespräch den Partner von Frau B. miteinbezogen hatte, um die Symptomatik und die Auswirkungen auf ihre Beziehung besser zu verstehen. Die Therapie ist zum jetzigen Zeitpunkt noch nicht abgeschlossen, es ist jedoch bereits eine deutliche Reduktion der PTSD Symptomatik sichtbar. Auch zeigt sich eine Veränderung in der Dynamik zu ihrer Mutter, die beginnt, ihre Tochter zu schützen, indem sie allzu häufige Konfrontationen zwischen ihr und dem Vater abwendet.

7 Diskussion

Meine Hypothese, dass eine PTSD aufgrund einer Sekundärtraumatisierung nur selten vorkommt, was eine sorgfältige Anamnese zwingend erforderlich macht, hat sich mit meinem Fallbeispiel bestätigt. Eine ausführliche Befragung ermöglicht dem Therapeuten wie dem Patienten, Zusammenhänge zu erkennen und in diesem Fall eine komplexe PTSD aufgrund von Kindheitstraumata, die durch die sehr belastende Gesamtsituation der Patientin (re)aktiviert wurden, zu behandeln. Bezogen auf meine Patientin hat ein genaueres Nachfragen ergeben, dass bereits seit Jahrzehnten subsyndromale PTSD-Symptome vorlagen, vor allem Hypervigilanz, Schreckhaftigkeit und veränderte Schemata in Form eines generalisierten Misstrauens in Bezug auf die Welt, sich selbst und die Menschen. Dieser Sachverhalt deckt sich mit den Forschungsergebnissen von Andrews et. al. (2007), die nachweisen, dass eine gänzlich symptomfreie Zeit selten vorkommt und der Betroffene sich mit den Symptomen so arrangieren kann, dass er ein funktionierendes Mitglied der Gesellschaft ist. Gleicht man dieses Fallbeispiel mit dem Modell von Mitgefühlszufriedenheit und Mitgefühlsermüdung von Stamm (2010) ab, finden sich einige Punkte, die auch für meinen Fall Relevanz haben: die

schwierige Arbeitsumgebung, bedrückende Lebensverhältnisse der jungen Frauen, von denen sie in den Gesprächen erfuhr, ein belastendes persönliches Umfeld Stressoren (unglückliche Liebesbeziehung, Abtreibung). Entsprechend dem Modell kann man eine „Mitgefühlsermüdung" aufgrund der genannten Stressoren, die zu einem Burnout geführt haben sowie eine sekundäre Traumatisierung durch die Arbeit vermuten. Auf meinen Fall angewandt, lässt dieses Modell die "persönliche Traumageschichte" vermissen. Ich habe das Modell von Hudall um diesen Punkt erweitert und in Form der violetten Pfeile und Kästen dargestellt:

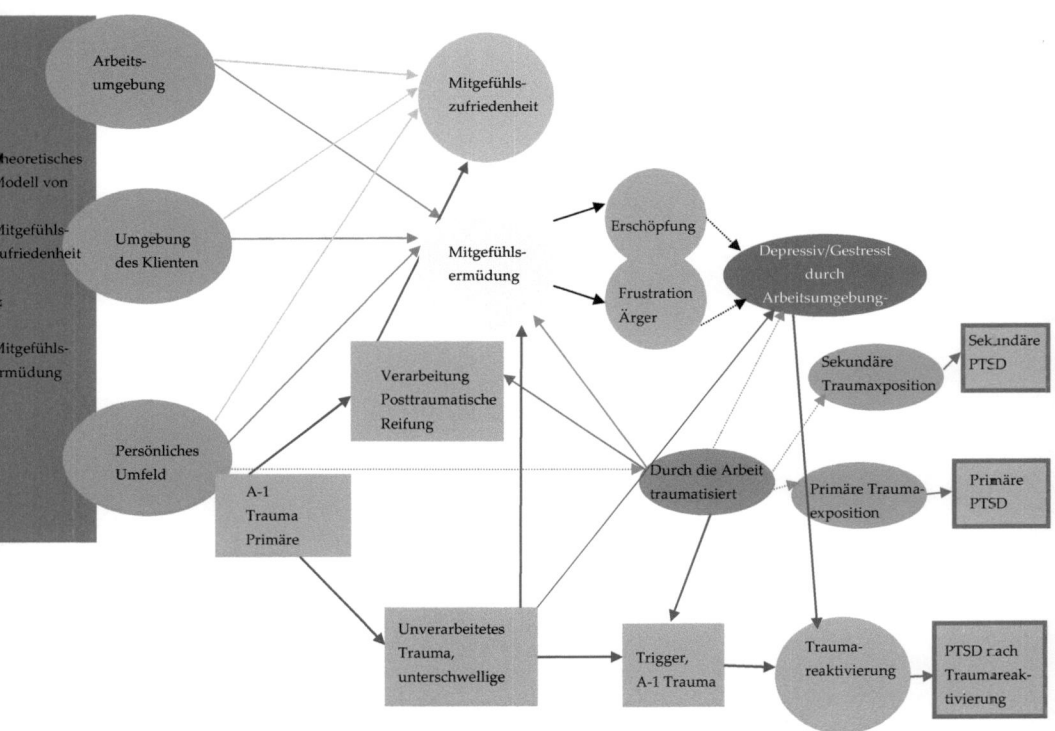

Abb. 3: Hudnall Stamm, Theoretisches Modell von Mitgefühlszufriedenheit und Mitgefühlsermüdung, (2010) ©. Erweitert Härle, (2012).

Es wird deutlich, dass die Vernetzung zwischen den verschiedenen Ursachen und Folgen sehr komplex ist und dieser Komplexität im Assessment Rechnung getragen werden muss. Ohne die Erweiterung der persönlichen Traumageschichte gilt eine initiale Traumatisierung als Risikofaktor für eine Sekundärtraumatisierung oder für Burnout. Bezogen auf den Fall von Frau B. hätte ich den Behandlungsfokus auf Vergewaltigungsversuche der Patientin gelegt und dabei wichtige Ereignisse übersehen, die nicht nur für die PTSD-Symptomatik

verantwortlich sind, sondern vor allem für die ausgeprägten Schuldgefühle, unter denen die Patientin nach eigenen Angaben fast noch mehr leidet.

Der gemeinsame Nenner von Traumareaktivierung und Sekundärtraumatisierung ist aus meiner Sicht die Vermeidung oder die „Angst vor der Angst". Im Falle einer Traumareaktivierung kann man die Angst vor der Exposition und die damit verbundene Zurückhaltung, sich Themen zu stellen, die starke Emotionen hervorrufen, durchaus verstehen. Frau B. schilderte wie belastend sie die Geschichten der jungen Frauen empfand, folgendermassen: "Ich habe mich immer gefragt, wie ich denen helfen sollte, wo ich doch mir selbst nicht helfen konnte. Ausgerechnet ich höre mir diese Berichte an! Da bin ich doch die völlig falsche Person." Sie hätte sich vor dieser Aufgabe lieber "gedrückt" und versuchte sie schnell abzuschliessen.

Konfrontationsangst im Hinblick auf sekundären traumatischen Stress wird verständlich, wenn man sich vor Augen führt, dass, eine Sekundärtraumatisierung mit höherer Wahrscheinlichkeit bei jenen Beratern auftritt, die die Exposition vermeiden. Diese durchleben zwar nicht das geschilderte schreckliche Geschehen, doch kommt es auch nie zur Erleichterung und dem Abklingen der Angst nach der Exposition. Im Gegenteil: Sie spüren Sitzung für Sitzung die grosse Angst vor der Konfrontation und damit einen enormen Stress.

Betrachtet man das Thema „Angst" aus neurophysiologischer Sicht, so zeigt sich eine veränderte Angstverarbeitung in neurophysiologischen Anpassungen: eine hyperaktive Amygdala, ein hypoaktiver medialer Präfrontalcortex und eine verminderte Hippocampusaktivität, führen zu einer modifizierten Angstverarbeitung mit daraus resultierender Vermeidung von potenziell angstauslösenden Triggern.

Aufgrund welcher Ursachen kommt es zu derartigen neurophysiologischen Variationen? Yehuda und LeDoux untersuchten 2007 in ihrem Review verschiedene Studien, welche sich mit neuroendokrinologischen Veränderungen befassten. Sie kommen zu folgendem Ergebnis: Die oben beschriebene Veränderung kann ebenso aufgrund einer Angststörung wie auch auf einer genetischen Disposition beruhen und muss nicht zwingend die Folge einer Traumatisierung sein. Aufgrund dieser Modifikationen weisen die Betroffenen Störungen der Angstverarbeitung auf, welche vor allem aus Schwierigkeiten bei der Mobilisierung von Gehirnregionen, die die Furchtreaktionen dämpfen, erwachsen (Yehuda & LeDoux, 2007).

Eine Angsterkrankung oder eine mit einer gestörten Angstverarbeitung einhergehende genetische Veränderung, kann bislang im Alltag gut bewältigt worden sein. Die Arbeit mit traumatisierten Menschen konfrontiert den betroffenen Helfer mit der Angst seiner Klienten und auch mit seiner eigenen Angst. Diese Situationen werden für ihn bedrohlicher und belastender als für andere. Daraus lässt sich schliessen, dass nicht die Exposition (die ja häufig vermieden wird) die Symptome hervorruft, sondern eine permanente Angst während der Sitzungen.

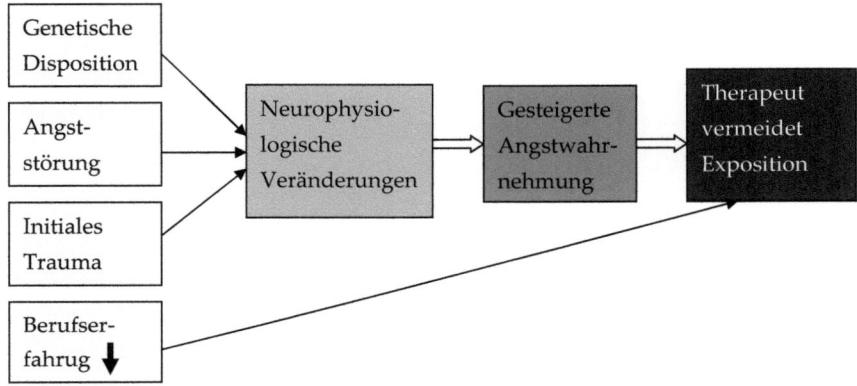

Abb. 4 Zusammenhang zwischen möglichen Auslösern und Vermeidung der Exposition durch den Therapeuten.

Bezogen auf die Fallgeschichte von Frau B. gehe ich davon aus, dass ihre frühen und mehrfachen Traumata eine neurophysiologische Veränderung mit veränderter Angstverarbeitung hervorgerufen haben, die sich vor allem in Schreckhaftigkeit, Hypervigilanz, Schlafstörungen und der Ausweglosigkeit, sich zu entspannen, zeigte. Nicht auszuschliessen ist, dass allein aufgrund der belastenden privaten und beruflichen Situation eine Symptomverschlimmerung aufgetreten ist. Welche Rolle den dramatischen Berichten im Gesamtstress zukommt, ist nicht eindeutig zu beantworten. Sicher sind sie nicht die alleinige Ursache für die Symptomatik. Diese Hypothese wird durch Rückmeldung meiner Patientin gestützt, die die Gespräche zwar als belastend, aber nicht als überwältigend empfunden hatte. Den Stress durch die private und berufliche Situation schätzte sie selbst als grösser ein.

Ebenso wie Figley (1995) betrachte Daniels (2007) die „Sekundärtraumatisierung" unter dem Aspekt der übergrossen Empathie und Daniels erklärt sie mit der Aktivierung der Spiegelneuronen. Der Anblick eines von Schmerz verzerrten Gesichts aktiviert denselben Teils der Insula, der auch bei der Versuchsperson aktiv war, die den Schmerz erleidet. Entspringt diesem autonomen Prozess automatisch Empathie? Rizolatti schreibt in seinem Fachbuch über Spiegelneurone, dass wir nicht automatisch Mitgefühl empfinden. Menschliche Anteilnahme hängt ausser vom Erkennen des Schmerzes noch von weiteren Faktoren ab, zum Beispiel davon, wer der andere ist, in welcher Beziehung wir zu ihm stehen, ob wir uns mit seiner emotionalen Situation befassen wollen, ob wir uns in seine Lage versetzen können. Zwar nehmen wir über die Spiegelneuronen den Schmerz wahr, aber dieser löst nicht in jedem Fall eine empathische Teilnahme aus (Rizolatti, 2008, S. 188 ff.)

Eine plausible Begründung für eine zu grosse Beteiligung ist eine eigene Traumahistorie, vor allem wenn die Ereignisse sich ähneln, da in diesem Fall ist eine Abgrenzung schwieriger wird. Dies scheint jedoch insbesondere für ungelöste Traumata zu gelten. Hat der Therapeut

die eigenen traumatischen Erlebnisse bearbeitet, kann die eigene Geschichte hingegen als Ressource dienen und im Sinne einer posttraumatischen Reifung wirken, wie die Studie von Arnold, Calhoun, Tedeschi und Cann (2005) zeigen konnte: 76 % der befragten Therapeuten erwähnten spontan neben der Belastung vor allem positive Effekte: mehr Stärke, Klarheit, eine gesunde, professionelle Distanz gepaart mit Mitgefühl. Zudem besteht die Gefahr, dass die Gegenübertragung, nicht nur angesichts der eigenen Traumageschichte sondern auch infolge mangelnder Berufserfahrung oder Ausbildung, nicht als solche erkannt wird und darum kein professioneller Umgang damit erfolgt.

Betrachtet man den Fall von Frau B. aus diesem Blickwinkel, so waren ihre Traumata nicht gelöst. An Symptome wie Schlafschwierigkeiten und Schreckhaftigkeit war sie gewöhnt und brachte sie nicht mit ihrer Kindheit in Verbindung und hätte weder diesen Zeitabschnitt noch die Vergewaltigungsversuche als traumatische Erfahrung gewertet. Vor dem Zeitpunkt der Gespräche mit den jungen Frauen sah sie keinen Therapiebedarf, funktionierten ihre Bewältigungsstrategien, zu denen vor allem ihre Arbeit zählte, problemlos. Sie war sich ihrer Gefühle und Gedanken während der Interviews zwar bewusst, jedoch war eine emotionale Distanz schwierig. Zudem hatte sie keine Ausbildung genossen, die ihr half, fachkundig mit der Gegenübertragung umzugehen.

8 Resumée

Meine Hypothese, dass allein auf Symptomebene, eine PTSD aufgrund einer Sekundärtraumatisierung nicht von einer PTSD aufgrund einer Traumareaktivierung zu unterscheiden ist, wurde bestätigt. Gerade in meinem Fallbeispiel hat sich gezeigt, dass eine ausführliche Anamnese erforderlich ist, um das komplexe System aus Stressfaktoren und möglichen Ursachen für die PTSD zu ergründen.

Dass Berater, die mit traumatisierten Menschen arbeiten, Gefahr laufen eine Sekundärtraumatisierung zu erleiden, kann ich nach Abschluss meines Falles und der Literaturrecherche nicht erkennen. Ich stimme durchaus zu, dass belastende Patientenberichte Stress verursachen und es nicht immer leicht ist, damit fertig zu werden, schlage jedoch vor, das Konzept bzw. die Bezeichnung der Sekundärtraumatisierung grundsätzlich zu überdenken. Die belastenden Zeugnisse der Patienten in der Therapie verstehe ich generell als Risikofaktor für Stresserkrankungen und sie können durchaus ein initiales Trauma reaktivieren. Die Symptomatik jedoch als „Sekundärtrauma" zu bezeichnen, erscheint mir nicht schlüssig.

Ist das Konzept der Sekundärtraumatisierung hilfreich für die Unterstützung von Menschen, die mit traumatisierten Personen arbeiten?

Meine Erfahrungen mit der Patientin sowie das Studium der Literatur zeigen mir, dass dieses Konzept nicht hilfreich, sondern in manchen Fällen sogar hinderlich ist, da ein Helfer, der davon überzeugt ist, eine Sekundärtraumatisierung erlitten zu haben, schwerlich eine

stichhaltige Anamnese erstellen kann. Ein scheinbar offensichtlicher Zusammenhang zwischen Berichten von traumatisierten Menschen und Symptomverstärkung beim Zuhörer kann den Blick für andere Ursachen der Stresssymptomatik verstellen.

Ob und unter welchen Umständen das Anhören von Traumaberichten im therapeutischen oder beraterischen Setting eine derart extreme Belastung darstellt oder so hohe Erregung auslöst, dass aufgrund des Gehörten ein Furchtnetzwerk entsteht, müsste in weiteren Studien geklärt werden.

Kann dieser Nachweis nicht erbracht werden, müsste für den hohen Stresslevel, dem die Beratenden fraglos ausgesetzt sind, eine andere Bezeichnung für Sekundär- „Trauma" gefunden werden.

Die vorliegende Arbeit hat verschiedene Limitierungen. Zunächst ist eine Falldarstellung nicht repräsentativ für eine abschliessende Aussage. Weiterhin habe ich mich auf die Reflektion der Faktoren beschränkt, die mir einerseits für diese Fragestellung relevant erschienen und die ich andererseits in der Kürze dieser Arbeit behandeln konnte. Das komplexe Zusammenspiel aus beruflichen, privaten und aus der Kindheit stammenden Einflüssen kann auf diese Weise nicht abschliessend erfasst werden und es bedarf weiterer Forschungen.

9 Literaturangaben

Andrews, B., Brewin, C.R., Philpott, R. et. al. (2007). Delayed-onset Posttraumatic Stress Disorder. A systematic Review of the Evidence. *Am J Psychiatry, 164, 1319 – 1326.*

Arnold, D., Calhoun, L., Tedeschi, R. & Cann, A. (2005). Vicarious Posttraumatic Growth in Psychotherapy. *Journal of Humanistic Psychology, 45, 239.*

Baird, K. & Kracen, A.C. (2006). Vicarious traumatization and secondary traumatic stress: A research synthesis. *Counselling Psychology Quarterly, 19(2), 181-188.*

Bauer, J. (2007). Spiegelneurone als neurobiologische Basis therapeutischen Verstehens. Ein Bogen von der modernen Neurobiologie zurück zu Freud. *Existenzanalyse 24(2), 23-30.*

Boe, H.J., Holgersen, K. & Holen, A. (2010). Reactivation of posttraumatic stress in male disaster suvivors: The role of residual symptoms. *Journal of Anxiety Disorders, 24(4), 397-402.*

Collins, S. & Long, A., (2003). Working with the psychological effects of trauma: consequences for mental health-care workers. *Journal of Psychiatric and Mental Health Nursing, 10, 417–424.*

Cunningham, M. (2003). Impact of Trauma Work on Social Work Clinicians: Empirical Findings. *Social Work, 48(4), 451-459.*

Daniels J. (2007). Die neuropsychologische Theorie der Sekundären Traumatisierung. *Zeitschrift für Psychotraumatologie, Psychotherapiewissenschaft, Psychologische Medizin, 5, 49-61.*

Daniels J. (2008). Sekundäre Traumatisierung - Interviewstudie zu berufsbedingten Belastungen von Traumatherapeuten. *Psychotherapeut, 53, 100-107.*

Deighton, R., Guriss, N. & Traue, H. (2007). Factors Affecting Burnout and Compassion Fatigue in Psychotherapists Treating Torture survivors: Is the Therapist`s Attitude to Working Through Trauma Relevant? *Journal of traumatic Stress, 20(1), 63-75.*

Devilly G.J., Wright, R., Varker T. (2009). Vicarious trauma, secondary traumatic stress or simply burnout? Effect of trauma therapy on mental health professionals. *Australian and New Zealand Journal of Psychiatry, 43, 373-385.*

Figley, C. R. (1995). *Compassion fatigue, coping with secondary traumatic stress disorder in those who treat the traumatized.* New York: Brunner and Mazel.

Gurris, N. (2002). Überlegungen zur stellvertretenden Traumatisierung bei Therapeuten in der Behandlung von Folteropferüberlebenden. *Psychotraumatologie, 3, 45.*

Hafkenscheid, A. (2005). Event countertransference and vicarious traumatization: Theoretically valid and clinically useful concepts? *European Journal of Psychotherapy & Counselling, 7(3), 159-168.*

Heuft, G. (1999). Die Bedeutung der Traumareaktivierung im Alter. *Zeitschrift für Gerontologie und Geriatrie. 32, (4), 225-230.*

Heuft, G. (2006). *Psychodynamische Psychotherapien. Besonderheiten bei der psychodynamischen Psychotherapie älterer und alter Menschen.* Heidelberg: Springer Verlag.

Hiley-Young, S. (1992). Trauma Reactivation Assessment and Treatment: Integrative Case Examples *Journal of Traumatic Stress, 5, (4), 545-555.*

Hiskey, S., Luckie, M., Davies, S. & Brewin, C. (2008). The phenomenology of reactivated trauma memories in older adults: A preliminary study. Ag*ing & Mental Health, 12(4), 494–498.*

Hudnall Stamm, B. (2010). *The Concise Manual for the Professional Quality of Life Scale.* Pocatello: The ProQOL.org. P.O. Box 4362.

Hudnall Stamm, B. (2002). *Sekundäre Traumastörungen.* Paderborn: Junfermann-Verlag.

Jurisch, F., Kolassa, I. & Elbert T. (2009). Traumatisierte Therapeuten? Ein Überblick über sekundäre Traumatisierung. *Zeitschrift für Klinische Psychologie und Psychotherapie, 38(4), 250-261.*

Lemke, J. (2006). *Sekundäre Traumatisierung: Klärung von Begriffen und Konzepten der Mittraumatisierung.* Krönig: Asanger Verlag.

KassamAdams, N. (2002). Die Risiken der Behandlung sexueller Traumata. Stress und sekundäre Traumatisierung bei Psychotherapeuten. In Hudnall Stamm (Ed.), *Sekundärtraumatisierung,* (S. 66 ff.). Paderborn: Junfermann Verlag.

Maercker, A. (2009). *Posttraumatische Belastungsstörung.* Heidelberg: Springer Verlag.

Maercker, A. & Rosner, R. (2006). *Psychotherapie der posttraumatischen Belastungsstörungen.* Stuttgart: Thieme Verlag.

McCann, L., Pearlman, L.A. (1990). Vicarious traumatization: a framework for understanding the psychological effects of working with victims. *J Trauma Stress, 3(1), 131-49.*

Morrison, A. & McIlduff, B. (2007). Re-emerge of Symptoms of Posttraumatic Stress Disorder in a Homeless Woman. *Psychiatry, 4(11), 60-64.*

Nachshoni, T. & Singer, Y. (2006). Reactivation of combat stress after a family member's enlistment. *Military Medicine, 171, 1211 – 1214.*

Neuner, F., Schauer, M., Karunakare, U., Klaschik, C., Robert, C. & Elbert T. (2004). Psychological trauma and evidence for enhanded vulnerability for posttraumatic stress disorder through previous trauma among West Nile refugees. *BMC Psychiatry, 4, 34-41.*

Op den Velde, W., Hovens J.E., Bramsen I., McFarlane A.C., Aarts P.G.H., Falger P.R.J., de Groen J.H.M. & van Duijn, H. (2000). A cross-national study of posttraumatic stress disorder in Dutch-Australian immigrants. *Australian and New Zealand Journal of Psychiatry. 34, (6), 919–928.*

Pearlman, L. A. & Mac Ian, P. S. (1995). Vicarious traumatization: An empirical study of the effects of trauma work on trauma therapists. *Professional Psychology, Research and Practice, 26*(6), 558–565.

Peichl, J. (2005). Die innere Gleichung des traumazentrierten Psychotherapeuten. *Psychotherapie, 10, 2, S. 182-189.*

Pross, C. (2006). Burnout, Traumatisation and its Prevention: What is Burnout, what is Vicarious Traumatisation? *Torture, 16(1), 1-9.*

Pross C. (2009). *Verletzte Helfer – Umgang mit dem Trauma: Risiken und Möglichkeiten, sich zu schützen.* Klett-Cotta Verlag, Stuttgart.

Rizzolatti, G. (2008). *Empathie und Spiegelneurone. Die biologische Basis des Mitgefühls*, (S. 188-191). Frankfurt: Suhrkamp Verlag.

Rüegg, J. C. (2009). Traumagedächtnis und Neurobiologie. *Trauma & Gewalt*, 3(1), 6-17.

Sass H., Wittgen H.U., Haudig M., Houben M. (2003). *Diagnostisches und Statistisches Manual Psychischer Störungen. (DSM-IV-TR).* Hogrefe Verlag, Goettingen.

Schock, K., Rosner R., Wenk-Anson M., Knaevelsrud C. (2010). Retraumatisierung – Annäherung an eine Begriffsbestimmung. *Psychother Psych Med. 60, 243-249.*

Schauer, M., Elbert T. & Neuner F. (2007). Stress und dessen Behandlung mittels narrativer Expositionstherapie. In Becker, R. & Wunderlich H.P. (Ed.), *Wie wirkt Psychotherapie?* (S. 87 ff.) Stuttgart: Thieme Verlag.

Smith, A.J.M., Kleijn W.C., Trijsburg, R.W. & Hutschenmaekers, G.J.M. (2007). Therapists reactions in self-experienced difficult situations. An exploration. *Counselling and Psychotherapy Research, 7, 34-41.*

Sprang, G. & Clark, J. (2007). Compassion Fatigue, Compassion Satisfaction, and Burnout: Factors impacting a Professionals Quality of Life. *Journal of Loss and Trauma, 12, 259-280.*

Van der Kolk, B. (2003). Neurobiologie von Kindheitstrauma und Missbrauch. *Child Adolesc Psychiatric Clin N Am 12, 293-317.*

Yehuda, R. & LeDoux, J. (2007). Response Variation following Trauma: A Translational Neuroscience Approach to Unterstanding PTSD. *Neuron, 4, 19-32.*